AF724567

2176

DESCRIPTION

ET

TRAITEMENT DES MALADIES

DE

LA POITRINE,

TELLES QUE RHUME, CATARRHE, ASTHME, CRACHEMENT DE SANG, MAIGREUR, ÉTHISIE, COLIQUES, MAUX D'ESTOMAC, CARREAU, PLEURÉSIE, ANGINE, CROUP, COQUELUCHE, COLIQUE, ET LA PHTHISIE PULMONAIRE, MÊME AU DEUXIÈME DEGRÉ,

OU

L'ART DE LES PRÉVENIR

ET DE LES GUÉRIR SOI-MÊME,

Suivie de Conseils aux Artistes, aux Avocats,

PAR **DROUOT** DE CHAMPIN,

Docteur en Médecine de la Faculté de Paris, Membre de plusieurs Académies, et Médecin de la Maison de Santé, rue Bleue, n°. 19, Faubourg Montmartre, à Paris.

TIMBRE ROYAL

BIBLIOTHÈQUE IMP.

A PARIS,

Chez l'Auteur, Docteur-Médecin,

RUE BLEUE, N°. 19.

1833.

DESCRIPTION

ET

TRAITEMENT DES MALADIES

DE

LA POITRINE,

TELLES QUE RHUME, CATARRHE, ASTHME, CRACHEMENT DE SANG, MAIGREUR, ÉTHISIE, COLIQUES, MAUX D'ESTOMAC, CARREAU, PLEURÉSIE, ANGINE, CROUP, COQUELUCHE, COLIQUE, ET LA PHTHISIE PULMONAIRE, MÊME AU DEUXIÈME DEGRÉ,

OU

L'ART DE LES PRÉVENIR

ET DE LES GUÉRIR SOI-MÊME,

Suivie de Conseils aux Artistes, aux Avocats,

PAR [illegible]ROUOT DE CHAMPIN,

Docteur en Médecine de la Faculté de Paris, Membre de plusieurs Académies, et Médecin de la Maison de Santé, rue Bleue, n°. 19, Faubourg Montmartre, à Paris.

BIBLIOTHÈQUE ROYALE

MALADIES DE LA POITRINE.

Les maladies de poitrine ont été regardées de tout temps, et par tous les médecins, comme les plus graves, parce qu'elles sont constamment mortelles, lorsqu'on les a négligées, ou que le malade a été soumis à un traitement contre indiqué. (Cette assertion ne saurait être contestée). Puisqu'il est vrai que tous les auteurs qui ont écrit sur ces affections, paraissent d'accord sur ce point.

Le grand nombre de personnes que nous avons vues périr de ces maladies, et l'insuffisance de nos ressources connues pour les combattre, nous ont engagé, dès le commencement de nos études médicales, à donner une attention particulière à ces affections, et à chercher, par un travail assidu, quelque moyen de les attaquer avec avantage. Ce ne fut qu'après plusieurs années, et des épreuves multipliées, que nous avons adopté le mode de traitement que nous proclamons comme le plus propre à guérir des maladies regardées jusqu'à présent comme incurables.

RHUME, CATARRHE PULMONAIRE.

DÉFINITION ET SIÉGE. — Irritation de la membrane muqueuse des poumons. Ces deux affections, qui ne devraient en faire qu'une, puisque le catarrhe n'est autre chose qu'un rhume négligé, sont la source de toutes les affections de poitrine.

CAUSES. La plus ordinaire et presque l'unique

des causes de ces deux maladies, est le froid humide agissant sur toute la peau, ou seulement sur certaines parties, telles que les pieds, les épaules, la poitrine, l'ingestion d'un liquide froid, lorsque le corps est en sueur, l'inspiration d'un air froid ou brûlant, ou des gaz irritans, ou d'un air chargé de poussières irritantes; les éclats de voix, le chant, la déclamation, les produisent aussi quelquefois.

Ces deux maladies pourraient, par la négligence qu'on apporterait à leur guérison, donner naissance à une foule de maladies toutes plus graves les unes que les autres; on ne saurait trop promptement faire usage de quelques bouteilles du Trésor de la Poitrine, qui seront suffisantes pour mettre fin à une cause morbifique aussi dangereuse; et si, par hasard, le rhume se prolongeait, on devrait en continuer l'emploi jusqu'à disparition complète des symptômes.

COQUELUCHE, RHUME DES ENFANS.

Les rhumes, chez les enfans au-dessous de huit ans, sont très-dangereux, et il est utile d'en prévenir les suites par l'usage du sirop végéto-phthisiatrique, que l'on administre également à la nourrice, parce que ces maladies, étant négligées, se terminent assez souvent par la coqueluche, ou toux convulsive, dont nous allons tracer le tableau.

Définition. — La coqueluche est une toux violente et convulsive, revenant par quintes à des intervalles plus ou moins longs, et consistant en plusieurs expirations successives, suivies d'une inspiration sonore, avec rougeur du visage.

Causes. — Le froid humide, les changemens de température, l'hiver, le printemps, l'enfance, le tempérament nerveux prédisposent à la contracter. Toutes les causes du rhume (*voyez* Rhume) peuvent la produire; souvent elle succède à cette maladie, ou survient à la suite de la rougeole, de la scarlatine ou de la variole. Elle est épidémique, et attaque par conséquent beaucoup d'individus à la fois : elle est contagieuse.

Symptômes. — Le premier symptôme de cette affection est une toux plus ou moins forte, qui devient très-sonore et aiguë, et revient par quintes très-fatigantes, qui se répètent plus ou moins, suivant la gravité de l'irritation. Les secousses de la toux se succèdent rapidement, et permettent à peine à l'enfant de faire des inspirations courtes, incomplètes et sifflantes. La quinte se termine souvent par le vomissement des alimens ou d'un peu de sang pur, ou mêlé au mucus et aux autres matières contenues dans l'estomac. Après chaque quinte, tout rentre dans l'ordre; l'enfant reprend ordinairement ses jeux comme s'il n'était pas malade. Le nombre des accès est souvent très-considérable dans une même journée, et devient moindre à mesure que la maladie tire à sa fin. Des causes variées influent sur le retour des quintes; telles sont le froid, une digestion pénible, les odeurs fortes, la poussière, la fumée, et surtout la colère.

Traitement. — La coqueluche est, de toutes les maladies, celle qui se montre la plus rebelle à l'action des agens médicinaux; aussi est-elle une de ces affections pour laquelle on a employé une foule de médicamens reconnus insuffisans, et sans énumérer tous ceux employés maintenant pour la guérir, tels que les loochs, les sirops de gomme, de guimauve, de capillaire, les infusions de mauve, de violette, de bouillon-blanc, de coquelicot, de tussilage, d'hyssope, de lierre terrestre, l'eau de fleur d'oranger, le sirop diacode, etc., nous dirons qu'il n'en est aucun qui puisse la guérir aussi radicalement et avec autant de promptitude que le sirop végéto-phthisiatrique, surnommé *Trésor de la Poitrine*, pris par cuillerée, le matin, à midi, et le soir. Il est urgent d'en faire prendre une cuillerée à bouche après chaque quinte, afin de diminuer l'irritation produite par les efforts de la toux. Une décoction de racine de guimauve édulcorée avec ce même sirop, formera la seule boisson journalière du malade. Si, avec cela, on a soin de faire changer fréquemment d'air et de vêtemens au malade, on verra disparaître, comme par enchantement, les coqueluches les plus opiniâtres.

ASTHME.

Définition. — L'asthme est une maladie nerveuse de la poitrine, qui consiste dans une gêne habituelle de la respiration, qui est plus ou moins bruyante, avec des accès ou paroxysmes dans lesquels la suffocation devient imminente.

DIVISION. — L'asthme est humide ou sec, c'est-à-dire avec ou sans expectoration.

CAUSES. — Il s'observe presque toujours chez les vieillards; très-rarement dans la jeunesse, et plus souvent sur des hommes que sur des femmes.

Tout ce qui tend à augmenter l'irritabilité nerveuse, comme la masturbation, l'abus des plaisirs vénériens, les passions vives, les violentes commotions morales tristes, les veilles, peuvent produire cette affection.

Les professions qui obligent à vivre au milieu d'une atmosphère chargée de poussières, et principalement de particules qui se dégagent de la laine, du coton, des fourrures, etc.; les vapeurs irritantes, la fumée, les odeurs pénétrantes, le froid humide, les variations brusques de température, la chaleur excessive, les temps d'orage, et enfin les compressions longtemps prolongées sur la poitrine, déterminent aussi cette maladie.

Tableau. — L'asthme revient ordinairement par attaques qui prennent presque toujours pendant la nuit, au moment où le malade se couche, ou bien au milieu de son sommeil; il éprouve alors le besoin de l'air frais; il lui semble qu'il manque d'air auprès de lui; il s'agite, les yeux sont saillans, le nez, les oreilles, les pieds et les mains sont froids, tandis que le visage et la poitrine sont couverts de sueur.

Tous les accès n'ont pas la même intensité; ils consistent quelquefois dans une simple constriction de la poitrine, avec inspiration sifflante; mais aussi ils sont quelquefois bien plus violens.

Moyens curatifs. — Cette maladie a été regardée jusqu'à présent comme au-dessus des ressources de l'art; et c'est en voyant l'insuffisance des moyens employés pour soulager les malades, que je me suis servi du *Trésor de la Poitrine*, et que je leur ai fait prendre, pour toute nourriture, du chocolat végéto-pectoral préparé selon ma formule, et que l'on prend comme le chocolat ordinaire. Le succès que j'ai obtenu par cette méthode a dépassé mon attente; et si je ne suis pas parvenu à guérir tous mes malades, je leur ai apporté au moins un très-grand soulagement, soit en éloignant le retour des accès, soit en les rendant moins violens.

PLEURÉSIE, FLUXION DE POITRINE.

Inflammation de la membrane séreuse des poumons. On l'appelle encore fluxion de poitrine.

Elle peut être aiguë ou chronique.

CAUSES. — Les deux plus puissantes causes sont l'impression d'un air froid et les boissons à la glace, lorsque le corps est échauffé. L'hiver, le printemps, l'âge adulte, le tempérament sanguin, sont les causes prédisposantes. La course, la danse, la lutte, les coups, les chûtes, les contusions sur la poitrine, la frayeur, la surprise, sont les causes déterminantes.

SYMPTÔMES DE LA PLEURÉSIE *ou* FLUXION DE POITRINE. — On reconnaît cette maladie à une douleur pongitive ou lancinante dans un des côtés de la poitrine (point pleurétique), augmentant par l'inspiration, la toux, et l'éternuement; à la difficulté, et, quelquefois à l'impossibilité de respirer, et de se coucher sur le côté douloureux; à la chaleur de la peau, à la perte de l'appétit, et enfin à la fréquence et à la dureté du pouls.

Marche, durée. — La marche de la pleurésie aiguë varie suivant l'intensité de l'inflammation. Tantôt rapide, elle se termine en deux ou trois jours, par la mort ou la guérison; d'autres fois plus lente, elle se prolonge pendant vingt-cinq ou trente jours; sa terminaison la plus fréquente est la résolution du quatrième au cinquième jour; assez souvent elle passe à l'état chronique.

Pronostic. — La pleurésie est toujours une maladie grave, soit par elle-même, soit par les suites qu'elle entraîne.

Symptômes de la pleurésie chronique. — Elle était difficile à reconnaître avant la découverte du stéthoscope. Une toux sèche redoublant par les exercices et durant la nuit, une douleur vive dans un point du thorax, le décubitus sur le côté douloureux, le teint d'un jaune pâle, un amaigrissement peu marqué, de la dyspnée.

La marche de la pleurésie chronique est toujours lente, et sa durée peut être de plusieurs années.

Traitement. — Lorsque cette maladie est aiguë et très-intense, il convient de pratiquer une saignée, qu'on pourra renouveler suivant son degré d'intensité; il faudra en venir à des applications de sangsues sur le point douloureux de la poitrine, de vésicatoires aux bras, et de sinapismes aux jambes, et faire observer une diète sévère au malade; il faudra, si l'on veut obtenir une guérison sûre et prompte, joindre à ces moyens l'emploi du *Trésor de la Poitrine*, et donner, pour premier aliment, du chocolat végéto-pectoral, qui, pendant longtemps, devra faire la seule nourriture du malade, pour prévenir des récidives qui ne manqueraient pas d'être funestes.

HÉMOPTYSIE, CRACHEMENT DE SANG.

On désigne sous ce nom l'hémorragie de la membrane muqueuse des poumons, caractérisée par l'expectoration d'une plus ou moins grande quantité de sang.

L'hémoptysie peut être inhérente à la constitution, et d'une lésion organique des poumons, ou d'une mauvaise conformation de la poitrine, ou bien être accidentelle, et conséquemment produite par une cause qui agit irrégulièrement ou périodiquement sur l'organe pulmonaire. Quoi qu'il en soit, cette maladie est presque toujours suivie de la pulmonie; elle peut être active ou passive.

Causes. — Elles sont prédisposantes ou occasionnelles. *Prédisposantes*. La jeunesse, un tempérament sanguin, une constitution délicate et un caractère irritable. Les vieillards, quoique moins exposés que les jeunes gens, n'en sont pas entièrement à l'abri. *Occasionnelles*. Parmi celles-ci, il faut ranger les efforts violens des muscles de la respiration, et toutes les actions qui exigent ces efforts; telles que la déclamation, le chant, la lecture à haute voix longtemps soutenue, les cris, l'éternuement, une toux violente, un rire prolongé, l'action de jouer des instrumens à vent, un effort quelconque pour soulever un fardeau, pour excréter l'urine ou les matières fécales, pour accoucher, etc. Les coups, les chûtes sur le thorax, l'inspiration d'un air très-froid ou très-chaud, des vapeurs irritantes, âcres, telles que celles qui émanent des substances minérales, etc., sont encore des causes occasionnelles de cette maladie.

Symptômes. Ils sont généraux ou locaux.

Généraux. — Frissons, refroidissement des extrémités, fréquence, plénitude et dureté du pouls, douleurs de tête, rougeur des pommettes, vertiges, et tintemens d'oreilles.

Locaux. — Palpitations, toux, dyspnée, douleurs entre les épaules, sentiment de chaleur, de bouillonnement et de pesanteur dans la poitrine, avec des douleurs vagues et quelquefois fixes dans un point de cette cavité. Enfin, le malade tousse, expectore et crache un sang vermeil et écumeux, plus ou moins abondant, pur, ou mêlé de mucosités.

Marche, durée. — Comme toutes les hémorragies, l'hémoptysie n'est presque jamais continue; mais elle offre un caractère de périodicité bien tranchée; presque toujours elle est très-irrégulière. Storck rapporte cependant un exemple remarquable d'hémoptysie intermittente tierce. La durée de cette affection est variable à l'infini, depuis quelques minutes jusqu'à plusieurs années. Il est rare qu'elle soit assez abondante pour faire périr les malades. L'irritation qui l'accompagne constamment, finit souvent par entraîner la phthisie pulmonaire : on ne saurait donc trop promptement recourir aux moyens propres à guérir une maladie qui peut avoir une terminaison si funeste.

Traitement. — Il consiste à appliquer des sangsues sur la poitrine, à faire observer au malade une diète sévère, à lui prescrire le repos le plus absolu, et à le mettre à l'usage des boissons mucilagineuses, telles que l'eau de rix gommeuse, la décoction d'orge, de lin, de guimauve, que l'on édulcorera avec le Trésor de la Poitrine; on ne saurait trop insister sur son emploi par cuillerée à bouche dans la journée; car c'est par lui seul qu'on obtiendra la cure de cette maladie, en vertu de la propriété qu'il a de calmer les irritations, source de toutes les affections.

Le malade fera de notre chocolat végéto-pectoral sa nourriture exclusive pendant toute la durée de sa maladie, parce que tout autre aliment étant d'une digestion trop laborieuse, fatiguerait des organes déjà affaiblis par l'effet de la maladie, et ne ferait, par conséquent, que retarder la guérison, et prolonger les souffrances du patient. Il continuera ce régime même longtemps après sa parfaite guérison, jusqu'à ce qu'enfin ses organes aient acquis assez de force pour supporter des alimens plus substantiels.

ANGINE, CROUP, ESQUINANCIE.

Siége, définition. — Cette affection consiste dans l'inflammation de la membrane muqueuse qui tapisse les conduits aëriens et gutturaux.

Causes. — L'angine attaque particulièrement les jeunes gens et les individus chez lesquels le système sanguin est très-developpé; mais aucun âge, ni aucun tempérament n'en sont à l'abri. Elle règne souvent épidémiquement au printemps. Les causes occasionnelles les plus fréquentes de cette maladie, sont : le froid humide, le refroidissement du corps lorsqu'il est en sueur, et plus particulièrement des pieds; les changemens brusques de température et de l'état hygrométrique de l'air, l'accroissement subit et considérable de la chaleur atmosphérique, jointe surtout à une grande humidité. Elle peut être produite aussi par le contact immédiat d'un liquide glacé ou trop chaud, trop stimulant, caustique, ou tenant en dissolution des substances âcres et vénéneuses, et enfin par l'inspiration des irritans.

Le croup est produit par les mêmes causes que l'angine, mais il est contagieux.

Description. — On reconnaît facilement l'angine à la rougeur et au gonflement de la membrane muqueuse de l'arrière-bouche, à la sécheresse, la douleur et la chaleur que le malade dit éprouver; à ces symptômes se joignent la difficulté de la déglutition ou de la respiration, suivant le siége de la maladie, la voix nasonnée, le reflux des boissons par les fosses nasales, le mauvais goût de la bouche, l'enduit limoneux ou jaunâtre de la langue; enfin, il y a une toux gutturale, avec expectoration difficile et douloureuse; le malade se plaint que cette toux et les efforts pour cracher qu'elle provoque, lui râclent, lui déchirent le fond du gosier. Lorsque l'angine passe à l'état de croup, il apparaît sur les amygdales, le voile du palais et le pharynx, des plaques irrégulières d'un blanc jaunâtre ou d'un aspect lardacé, qui s'étendent, se réunissent, se confondent, et envahissent quelquefois tout le pharynx, les fosses nasales, le larynx et la trachée-artère; alors la déglutition devient difficile sans être douloureuse. Les liquides sont souvent rejetés par les narines, les gencives et les lèvres sont saignantes, et la bouche exhale une odeur infecte.

Les malades succombent ordinairement du troisième au septième jour. Lorsque la maladie prend une tournure favorable, toutes les parties du pharynx s'humectent et sont abreuvées par un mucus écumeux et limpide, et une salive quelquefois sanguinolente, les plaques s'exfolient, se détachent en lambeaux,

BIBLIOTHÈQUE NATIONALE R.F. IMPRIMÉS

et sont rejetées par le vomissement, ou dans des quintes de toux.

Marche, durée. — L'angine, rarement de longue durée, se termine presque toujours par résolution, soit spontanément, soit par le secours de l'art. Cependant il se forme quelquefois un abcès dans un des points de l'arrière-bouche; mais il est assez rare que cette affection se termine par ulcération ou par gangrène.

L'esquinancie, qui ne présente pas un très-grand caractère d'intensité, est en général une maladie peu grave; mais il n'en est pas de même, lorsque l'inflammation fait des progrès, et qu'elle donne naissance au croup, parce que la suffocation qui en est la suite, entraîne presque toujours la perte du malade.

Traitement. — Cette inflammation, comme toutes les autres, doit être traitée par les adoucissans, et on ne peut mieux remplir cette indication qu'en administrant le *Trésor de la Poitrine*; mais si, par une négligence que le malade aurait apportée à se guérir, l'inflammation eût fait des progrès rapides et eût passé à l'état de croup, il faudra joindre à l'emploi du sirop une tisanne émolliente et une application de sangsues au cou; on pourra même, au besoin, appliquer des vésicatoires aux jambes. Pendant la convalescence, le malade prendra pour toute nourriture du chocolat végéto-pectoral, parce que des alimens grossiers, par leur passage à travers les parties malades, empêcheraient la guérison, et pourraient même aggraver le mal.

MAIGREUR, ÉTHISIE, MARASME.

L'Ethisie est un état morbide général, caractérisé par la diminution lente et progressive de l'embonpoint, des forces musculaires et du volume de toutes les parties molles du corps, accompagné le plus souvent de symptômes fébriles plus ou moins prononcés.

L'existence de ces symptômes constitue la fièvre hectique, à laquelle s'ajoutent la flaccidité générale, la fréquence du pouls, la chaleur à la peau, surtout à la paume des mains et à la plante des pieds : et enfin les sueurs et les diarrées colliquatives.

Notre chocolat végéto-pectoral, seul aliment qui soit d'une digestion très-facile, et qui contienne le plus de principes substantiels, est la seule nourriture qui puisse convenir à des organes qui sont dans une grande débilité. Si à son emploi on joint celui du *Trésor de la Poitrine*, on obtiendra, sinon la guérison complète du malade, au moins une grande amélioration à ses souffrances.

HÉMATÉMÈSE OU VOMISSEMENT.

Le vomissement répété constitue la maladie appelée Hématémèse; cette affection, toujours produite par une irritation de l'estomac, ne réclame que des adoucissemens pour sa guérison. Le chocolat végéto-pectoral et le *Trésor de la Poitrine* sont donc les moyens les plus propres pour obtenir la cure de cette maladie, qui peut devenir très-grave par l'usage de tout autre moyen tenté pour la guérir.

COLIQUES, MAUX D'ESTOMAC ET D'ENTRAILLES.

On désigne sous ces noms des douleurs qui affectent non-seulement l'estomac et les intestins, mais encore tous les autres viscères de l'abdomen.

On reconnaît plusieurs espèces de coliques: *Colique bilieuse*, colique occasionnée par la surabondance de la bile; *Colique convulsive*, colique due à une irritation du système nerveux des intestins; *Colique d'estomac*, douleur qui a son siége dans l'estomac, autrement nommée *Cardialgie*; *Colique venteuse*, colique occasionnée par l'accumulation des gaz; *Colique hémorroïdale*, espèce de colique métastatique déterminée par la suppression du flux hémorroïdal; *Colique hépatique*, douleur qui a son siége à la région du foie; *Colique menstruelle*, colique qui précède ou accompagne l'évacuation menstruelle, propre aux femmes, ou bien qui est due à la suppression de cette évacuation; *Colique métallique*, ou *Colique des Peintres*, maladie produite par l'action de certains métaux sur

BIBLIOTHÈQUE ROYALE I

l'économie ; *Colique de miserere*, nom vulgaire de l'*ileus*, ou passion iliaque, que l'on a ainsi appelée à cause des angoisses que le malade éprouve ; *Colique néphrétique*, douleur qui a son siége dans les reins ; *Colique végétale*, colique occasionnée par l'usage des fruits acerbes, des vins nouveaux ; *Colique vermineuse*, maladie produite par la présence des vers dans les intestins ; *Colique stercorale*, espèce de colique qu'on attribue à la rétention des matières fécales dans les intestins ; *Colique utérine*, douleur qui a son siége dans la matrice.

Toutes ces espèces de coliques sont essentiellement produites par l'irritation de l'organe qui en est le siége. Le sirop végéto-phthisiatrique est le meilleur adoucissant qui puisse les dissiper ; on le donne dans une tisane quelconque. On doit aussi user du chocolat végéto-pectoral.

GASTRITE ET GASTRO ENTÉRITE.

Ces maladies sont le résultat de l'irritation des membranes muqueuses qui tapissent l'estomac et le canal digestif. Elles sont toujours produites par des indigestions souvent répétées, par l'abus des liqueurs fortes, des alimens âcres et épicés, des vomitifs et des purgatifs.

La gastrite se termine le plus souvent lorsqu'elle a été négligée par le squirre ou cancer de l'estomac. Les médecins prescrivent souvent dans ces affections, une diète sévère à laquelle nous avons substitué le Chocolat végéto-pectoral, aidé du Trésor de la Poitrine. L'éficacité du Traitement que nous proposons est telle, qu'il n'y a pas un seul malade qui, après en avoir usé pendant une quinzaine de jours seulement, n'en ressente les heureux effets, et ne se trouve en voie rapide de guérison, à mesure qu'il continue à en faire usage.

CARREAU, PÉRITONITE.

On désigne ainsi l'inflammation du péritoine, avec engorgement et dégénérescence tuberculeuse des ganglions mésentériques, suivie d'amaigrissement, et d'un trouble général des fonctions nutritives. Cette maladie se manifeste particulièrement chez les enfans nés avec la diathèse scrophuleuse, chez ceux qui sont sevrés trop tôt et nourris d'alimens indigestes.

Le dévoiement, l'amaigrissement, l'anorexie ou un appétit déréglé, la dureté et l'intumescence de l'abdomen, et, vers la fin, la fièvre hectique, sont les principaux symptômes de cette affection, qui est en général très-grave, pour laquelle notre chocolat végéto-pectoral et notre sirop doivent être employés simultanément, si l'on veut éviter une terminaison funeste.

POITRINAIRE, PULMONIE, PHTHISIE.

Causes. — Les causes qui peuvent produire la pulmonie sont extrêmement nombreuses, puisqu'il est reconnu que toutes celles qui sont capables de donner naissance au rhume, au catarrhe pulmonaire (voyez Rhume, Catarrhe) peuvent, à la longue, déterminer la pulmonie, quand on néglige de se soigner à temps, et d'une manière convenable.

Souvent les causes les plus légères donnent naissance à cette funeste maladie. Ainsi les vapeurs stimulantes, la poussière qui s'élève de certains corps agités, causent dans la membrane interne du poumon une irritation qui oblige à tousser. Il n'est pas impossible que, si la membrane muqueuse pulmonaire est actuellement très-irrritable, ou le stimulus très-actif, il en résulte une véritable phlogose, qui parcourra les stades des inflammations des membranes muqueuses.

La cause la plus commune de la maladie qui nous occupe, est l'impression du froid sur la peau, le passage subit d'une température chaude à une température froide. Une chose qui est bien digne de remarque, c'est que les personnes atteintes de catarrhe sont beaucoup plus sensibles que les autres à l'impression du froid, si elles n'ont pas la précaution de s'en défendre; la maladie, souvent près de se dissiper, reparaît avec plus de violence, et devient non-seulement beaucoup plus longue, mais même beaucoup plus dangereuse. Les vents chauds du midi, dans les pays voisins de la mer, où ces vents sont humides, et, par là même, peu propres à dissoudre la transpiration, produisent aussi très-souvent cette maladie.

Quoi qu'il en soit, et de quelle cause que provienne l'irritation pulmonaire, si les malades négligent de se soigner à temps et d'une manière convenable, leur état s'aggrave et ils deviennent toujours poitrinaires. Au nombre des causes de pulmonie, il faut ajouter la suppression de certaines éruptions chroniques de la peau et des évacuations habituelles, telles que des saignées, des applications de sangsues ou autres, auxquelles on s'est habitué, etc.

Dans les grandes villes, le défaut de sagesse parmi les jeunes gens et même les jeunes personnes du sexe, doit être regardé comme une des causes les plus propres à faire contracter cette triste maladie. Lorsque la constitution des jeunes personnes est ainsi détériorée, il suffit alors de la plus légère cause, du rhume le plus innocent en apparence, pour déterminer la pulmonie. A toutes ces causes, nous pouvons en ajouter un grand nombre d'autres qui méritent beaucoup d'attention : tels sont le chant forcé, les sueurs rentrées, une course précipitée contre un vent froid, les coups, les chûtes sur la poitrine ; enfin tout ce qui est capable de porter dans les organes de la respiration un degré d'irritation propre à déterminer de la toux.

SYMPTÔMES. — 1er. DEGRÉ. Lorsque l'affection est à son début, les malades éprouvent un sentiment désagréable, tantôt d'irritation, tantôt d'embarras dans la trachée-artère et dans l'intérieur du poumon. Ce sentiment désagréable se convertit bientôt en une douleur générale et obtuse dans toute la poitrine, qui augmente par la toux. Les malades éprouvent un peu plus tard un sentiment de chaleur, de pesanteur et de tiraillement dans la poitrine; la toux se manifeste, l'expectoration est d'abord nulle; mais ensuite, quand elle commence à s'établir, elle est visqueuse et opaque : la respiration est fréquente et peu gênée, le malade peut se coucher facilement sur tous les côtés : il y a de la fièvre qui augmente ordinairement dans la soirée, et qui est très-souvent accompagnée d'alternative de chaud et de froid.

2e. DEGRÉ. La douleur devient fixe dans différentes parties de la poitrine, mais surtout entre les épaules, ou à la partie antérieure et supérieure au-dessous des clavicules : la toux peut continuer à être sèche, ou bien avec expectoration de matières visqueuses, jaunâtres, où l'on remarque des stries de sang. Il survient ensuite des crachemens de sang par intervalles ; la voix est rauque et quelquefois presque éteinte : il y a chaleur et sécheresse de la peau, surtout à la paume des mains et à la plante des pieds : on remarque une rougeur très-sensible des joues et même des lèvres. Cette rougeur est quelquefois plus prononcée sur l'une des deux joues ; les malades s'aperçoivent qu'ils commencent à maigrir depuis quelque temps d'une manière très-remarquable : les symptômes que nous venons de décrire ne tardent pas à augmenter, la difficulté de respirer devient plus marquée et augmente au moindre mouvement ; la toux devient plus opiniâtre et est sujette à des retours irréguliers ; les malades rendent par les crachats une matière blanche, opaque, visqueuse, ou cendrée et fétide ; leur sommeil est agité, fréquemment interrompu par des malaises ou des rêves qui les fatiguent beaucoup ; et quand ils font tant que de s'endormir, ils se réveillent le plus ordinairement baignés par une sueur générale abondante, et quelquefois d'une odeur désagréable; l'appétit se conserve quelquefois assez bon; dans quelques cas, au contraire, il se perd, et les malades sont fort embarrassés pour manger quelque chose qui les flatte: il y a disposition au vomissement après le repas, fièvre hectique ou lente tous les soirs; diminution sensible dans les forces et progrès rapides de l'amaigrissement.

3e. Degré. Tous les symptômes ci-dessus mentionnés acquièrent une plus grande intensité; les malades s'affaiblissent progressivement, leur peau se dessèche, devient sale, rude au toucher: la toux les fatigue de plus en plus; les crachats sont arrondis, purulens, très-fétides, et laissent à la bouche du malade un goût tantôt très-fade, très-désagréable, tantôt un goût salé fort remarquable: la difficulté de respirer est très-intense, le sommeil est tout-à-fait perdu ou à peu près, et quand les malades parviennent à s'assoupir, ils ne tardent pas à se réveiller avec des sueurs partielles de la tête, du cou et de la poitrine ; la fièvre lente ne les quitte plus; l'œdème des pieds se manifeste, de de même que les sueurs colliquatives et la diarrhée de même nature : le dépérissement général fait les plus rapides progrès, et enfin la mort vient faire cesser l'existence à la fois pénible et douloureuse du malheureux pulmonique.

Bien que l'opinion générale des Médecins soit, que parvenu à ce degré, cette maladie est nécessairement mortelle et au-dessus des secours de l'art, nous citerons deux malades arrivés tous deux à cette période de la maladie et déclarés poitrinaires au troisième degré, par une consultation de Médecins célèbres (que nous avons conservée), lesquels s'étant mis entre nos mains, dans notre maison de santé, et ayant été soumis à toute la rigueur du Traitement indiqué, ont retrouvé une santé parfaite et ont repris un embonpoint remarquable. L'un est le fils d'un riche banquier espagnol, M. Esp. G., jeune homme épuisé par les plaisirs, et l'autre la veuve d'un colonel de cavalerie, le comte de St.-M. ; il ne leur est resté, depuis deux ans, qu'une légère irritation intermittente, et qui se dissipe par une, deux cuillerées de notre Sirop.

Marche, durée. — La marche de la pulmonie est d'autant plus rapide que les phénomènes inflammatoires sont plus prononcés, l'accélération du pouls plus forte et plus continue, la chaleur générale plus intense, la toux plus opiniâtre, l'expectoration plus abondante, les voies digestives plus irritées, les sueurs plus abondantes, et les selles plus liquides, et *vice versâ*.

Chez quelques individus prédisposés, les tubercules naissent et se ramollissent en vingt-cinq ou trente jours : chez d'autres, ils se développent lentement et restent secs pendant plusieurs années, malgré des causes d'irritation souvent répétées. Tant que les tubercules pulmonaires sont en petit nombre et secs, ils n'exercent souvent aucune influence sur la santé; mais dès qu'ils se ramollissent, la vie du malade est compromise et la guérison devient beaucoup plus difficile.

La pulmonie est toujours une maladie grave et opiniâtre, très-difficile à guérir, et qui demande une longue persévérance dans l'emploi du traitement qu'on lui applique. L'usage du Trésor de la poitrine est le seul remède efficace avec le chocolat végéto-pectoral stomachique.

TRAITEMENT PAR LE SIROP TRÉSOR DE LA POITRINE.

Tous les moyens employés jusqu'ici par les gens de l'art pour guérir la consomption pulmonaire ou pulmonie ont été reconnus insuffisans, puisque cette maladie est généralement regardée comme incurable ; il est évident que cela dépend de ce qu'on n'a pu jusqu'ici lui opposer un médicament qui eût une action spécifique et directe sur le poumon. Eh bien ! le Trésor de la poitrine dont nous proposons l'usage, et qui est composé de substances simples et tirées du règne végétal, et qui toutes ont une action directe sur les organes de la respiration, remplit très-bien le but que nous nous proposons d'atteindre. Nous pouvons assurer que son usage est constamment suivi des meilleurs effets quand on l'emploie d'une manière convenable, et qu'on ne néglige pas en même temps les autres moyens secondaires dont nous parlerons un peu plus bas.

INSTRUCTION POUR PRENDRE LE TRÉSOR DE LA POITRINE,

APPELÉ VÉGÉTO-PHTHISIATRIQUE.

Ce sirop, très-agréable au goût et à l'odorat, doit être pris par deux ou trois grandes cuillerées le matin et le soir, délayé dans une égale quantité d'un liquide quelconque, suivant le goût du malade, et dans la journée, il doit être ajouté aux boissons et tisannes émollientes dont les malades doivent faire usage, à la dose d'une cuillerée ordinaire ou de deux cuillerées dans chaque tasse. On verra d'ailleurs, à la fin de notre mémoire, où nous avons le soin de consigner quelques observations de pulmonie guérie par son emploi, la véritable manière de s'en servir. Mais avant d'aller plus loin, il faut dire un mot du régime le plus approprié, et auquel les pulmoniques doivent être soumis.

Régime a observer. Personne ne peut contester, en effet, combien la manière de vivre influe sur la cure des maladies de poitrine ; on doit, à cause de cela s'abstenir de toutes substances lourdes et de digestion difficile, de mets épicés, de crudités, de pâtisserie, de café, de liqueurs, etc. Les viandes fort nourrissantes, comme perdrix, chapons, ne conviennent pas. Il faut s'abstenir également de bouillons trop forts, trop riches, faits avec la volaille, le mouton, etc., parce que ces substances augmentant la vitalité du sang, le déterminent d'une manière plus particulière vers la partie affligée. Il vaut mieux, si l'on croit devoir ordonner les bouillons, qu'ils soient moins nourrissans et les rendre médicamenteux, en les composant de mouton, de veau, et en y mettant beaucoup de pourpier, de laitue, de navets, de bourrache, etc., etc.

Mais ce qui convient encore le mieux, ce sont les préparations d'orge, d'avoine, la crême de riz, et l'usage de notre chocolat; car outre que ces substances sont suffisamment nourrissantes, elles sont de facile digestion, et très-propres à adoucir le sang, à lui donner de la consistance, et à le raffraîchir;

ces trois qualités sont celles dont il a le plus besoin dans cet état, où il est en même temps fort âcre, fort tenu, et extrêmement bouillant.

CHOCOLAT STOMACHIQUE VÉGÉTO-PECTORAL.

SES PROPRIÉTÉS ET SON USAGE.

Le chocolat végéto-pectoral, préparé sous nos yeux, avec le plus grand soin, est éminemment stomachique; il fortifie les organes affaiblis, et convient surtout quand il y a épuisement, maigreur, ou que le malade entre en convalescence. Ce chocolat est plus agréable au goût que le chocolat ordinaire. On peut le prendre au lait ou à l'eau, mais ce dernier véhicule est plus convenable. Il se prépare de la même manière que le chocolat ordinaire; on en met deux tablettes dans la quantité d'un verre d'eau, on le fait bouillir en le remuant, et on le mange avec un biscuit ou un petit pain ordinaire.

BOISSONS OU TISANES.

Parmi les boissons ou tisannes émollientes dont les malades doivent faire usage, voici celles dont nous avons retiré le plus de succès: la tisanne de racine de guimauve, à la dose d'une once pour deux livres d'eau bouillante; on peut aussi donner l'infusion des fleurs de mauve, à la même dose et dans la même quantité d'eau bouillante.

On peut aussi donner avec avantage l'infusion de fleurs de tussilage, en ayant la précaution de la passer à travers un linge fin avant de la boire, afin d'en retirer les petits poils qui accompagnent les fleurs, et qui irritent la gorge et déterminent la toux. Pour faire cette infusion, on prend une bonne pincée de fleurs de cette plante pour deux livres d'eau bouillante.

L'infusion de violette peut être aussi très-utile; on la fait de la même manière et à la même dose que la précédente, avec cette différence seulement qu'on n'a pas besoin de la passer à travers un linge.

Lorsque les malades crachent le sang, ou qu'ils ont seulement des dispositions à le cracher, ce qui arrive fréquemment dans cette maladie, on donne alors avec beaucoup d'avantage la décoction de racine de grande consoude, à la dose d'une demi-once, ou une once dans deux livres d'eau.

N'importe la boisson dont les malades feront usage, il faudra toujours avoir le soin d'ajouter dans chaque tasse une cuillerée ou deux de notre sirop végéto-phthisiatrique. L'expérience de plus de douze années est là pour répondre et rendre raison des nombreux succès que nous avons obtenus de son usage : nous ne devons pas oublier aussi d'ajouter que les cataplasmes faits avec la décoction de racines de guimauve, de têtes de pavots et la farine de lin, appliqués entre les deux épaules et sur la partie antérieure de la poitrine, depuis la partie supérieure jusqu'à l'inférieure, ne doivent pas être négligés, surtout pendant la nuit ; et le jour il faut avoir le soin de recouvrir ces parties avec un bon gilet de flanelle d'Angleterre ou de laine. Quand les malades éprouvent de la douleur sur un point fixe de la poitrine, l'application des sangsues y est très-utile, surtout quand elle a son siége au-dessous des clavicules.

OBSERVATIONS

A L'APPUI DE NOTRE MÉTHODE DE TRAITEMENT.

Première Observation.

Lady Cl. P. S., irlandaise d'origine, âgée de dix-neuf ans, née d'un sang scrophuleux, d'une constitution très-délicate, la poitrine étroite, les épaules élevées, le cou long, fut attaquée, au mois d'octobre 1829, d'une toux sèche, dont l'opiniâtreté la fatiguait beaucoup.

Bientôt la fièvre survint, la toux devint plus forte, les crachats devinrent sanguinolens et de mauvaise odeur, la maigreur augmenta chaque jour, les règles disparurent. Ce fut dans le courant du mois de janvier suivant que je fus appelé auprès de cette jeune et intéressante malade, qui me déclara qu'elle ne voulait rien faire parce que son état était incurable. Après m'être occupé à rassurer son moral, en gagnant sa confiance, je la mis à l'usage du sirop végéto-phthisiatrique, à la dose de deux cuillerées matin et soir, à trois-quarts d'heure de distance, dans une légère infusion de coquelicot; j'y joignis un régime doux, un exercice modéré, de plus, l'usage des gilets et des chaussures de flanelle; j'eus la satisfaction de voir cesser tous les accidens après quatre mois d'un traitement régulier et exactement suivi : depuis ce moment, j'ai eu le plaisir de voir plusieurs fois notre ancienne malade, bien portante et mère de deux enfans également bien portans.

Deuxième Observation.

Le capitaine A. R., américain, âgé de trente-huit ans, d'un tempérament bilieux-sanguin, après avoir commis des excès fort ordinaires chez les militaires, ressentit une douleur dans la poitrine, qui fut bientôt suivie d'une toux sèche et d'un crachement de sang qui se renouvelait chaque matin. Il y avait plus d'un an que cela durait, lorsqu'au mois de juin 1830, il me fit part de ses inquiétudes, et réclama mes avis. Le sirop végéto-phthisiatrique donné dans un demi-verre d'eau d'orge tiède, deux cuillerées, matin et soir, et dans la journée quatre tasses d'infusion de bouillon-blanc édulcorées avec le sirop ci-dessus, l'usage des gilets et des caleçons de flanelle, et un régime convenable, dissipèrent en moins de cinq mois tous les accidens qu'il éprouvait, et, depuis cette époque, sa poitrine n'a éprouvé aucune atteinte de douleur ni de faiblesse.

Ce capitaine était depuis longtemps sujet à des langueurs et à des faiblesses d'estomac, qui ont totalement cessé depuis l'usage du sirop végéto-phthisiatrique. Nous avons eu occasion de voir le malade trois ans plus tard, dans un état de santé parfaite. Depuis sa guérison, il a toujours fait usage du chocolat que nous recommandons ordinairement.

Troisième Observation.

Mademoiselle Villeneuve, âgée de dix-huit ans, d'une constitution originairement faible et d'une disposition tendant évidemment à la pulmonie ou phthisie pulmonaire, n'ayant jamais été parfaitement bien réglée, etc., fut saisie d'une affection grave de poumon, caractérisée par une toux sèche et fréquente, par un sentiment d'oppression et des points douloureux à la poitrine; enfin, par un crachement de sang qui fut suivi de la fièvre hectique. Après chaque repas, elle sentait une ardeur brûlante à la plante des pieds et dans la paume des mains. Son état de maigreur et d'épuisement était extrême. Les parens de cette jeune personne, justement alarmés de la position de la malade, après avoir consulté différens médecins, exécuté inutilement leurs prescriptions, se décidèrent à réclamer mes soins, le 18 octobre de l'année 1830. Voyant l'état vraiment fâcheux de la malade, je demendai qu'il me fût adjoint des médecins ordinaires; mais les parens ne s'en étant pas souciés, je la mis à l'usage du sirop végéto-phthisiatrique, soit seul, soit dans des boissons émollientes que je fus obligé de varier, à cause de la répugnance que cette jeune personne montrait pour chacune d'elles; enfin, au bout d'un semblable traitement, continué sans relâche pendant six mois, nous avons été assez heureux pour rétablir sa santé, qui, depuis, ne laisse rien à désirer.

Quatrième Observation.

Au mois de mai de l'année 1828, je fus

consulté par sir Henry P***, capitaine de la marine anglaise, pour voir un de ses neveux âgé de vingt-deux ans, que l'on considérait comme entièrement perdu, d'après l'opinion de plusieurs médecins. Ce jeune homme, né avec une constitution forte, était venu à bout de se détruire, par des excès de tout genre. Il souffrait d'une douleur cruelle dans la tête; le cou, les reins, les muscles des lombes et les jarrets lui faisaient éprouver aussi de la douleur. Le ventre était paresseux et resserré, il n'urinait qu'avec difficulté, et lorsqu'il allait à la garderobe, il s'écoulait une matière ténue, ressemblant à de la semence, ce qui lui arrivait aussi durant le sommeil, qu'il eût ou non des rêves voluptueux. Lorsque je fus consulté, il était tombé dans une extrême langueur, ses jambes étaient enflées comme dans la leucophlegmatie, tout son corps était d'une maigreur effrayante, ses yeux étaient caves et éteints, etc. Pendant les premiers jours, je mis le malade à l'usage de notre chocolat; de plus, pour boisson, l'infusion de fleurs de bouillon-blanc, en ajoutant à chaque tasse, deux cuillerées ordinaires de sirop végéto-phthisiatrique. Le malade, au bout de près de sept mois d'un semblable traitement, était entièrement guéri.

Cinquième Observation.

M. N***, ancien notaire, âgé de trente-huit ans environ, d'une constitution flegmatique, était depuis huit mois dans un état de phthisie pulmonaire, confirmée et caractérisée par une fièvre lente, de l'oppression et des points douloureux à la poitrine, qui les augmentaient bien davantage par le moindre exercice; l'expectoration était facile et peu abondante. La faiblesse et l'amaigrissement du corps, l'insomnie, les sueurs nocturnes, le vomissement après le repas, tous ces symptômes donnaient au malade les craintes les plus fondées sur son état. Il avait employé tour-à-tour les baumes, les résines, le lait, l'eau de goudron, l'eau de chaux, sans aucune espèce de succès. Je le mis à l'usage du sirop végéto-phthisiatrique pur à la dose de deux cuillerées matin et soir; et pour boisson, une infusion de fleurs de tussilage, délayée avec le sirop; de plus, le malade déjeûnait et soupait avec notre chocolat. Ce traitement produisit un effet prompt; la respiration devint plus libre, les points douloureux et la fièvre disparurent, et, en moins de huit mois, le malade recouvra la santé la plus parfaite.

Sixième Observation.

M. Ch. L***, âgé de vingt-trois ans, ayant la poitrine étroite et plate, les épaules élevées, le cou long, fut attaqué, au mois d'avril 1830, d'un vomissement de sang, qui, sans doute, avait été provoqué par une course à pied fort longue et forcée. Le traitement auquel il fut soumis, semblait avoir dissipé toute espèce d'inquiétude, lorsqu'au mois de juin suivant, il survint une toux sèche et âcre; bientôt après parurent des crachats de mauvais caractère; l'appétit disparut; une soif ardente tourmentait continuellement le malade; la fièvre survint, la respiration devenait de plus en plus difficile, une chaleur brûlante se fit sentir aux extrémités, et l'amaigrissement augmenta chaque jour. L'usage du sirop végéto-phthisiatrique dans la tisane de lichen d'Islande, à haute dose, et de notre chocolat, un exercice modéré et journalier, l'usage de la flanelle sur le corps, etc., etc.; tels sont les moyens simples qui furent employés pour rétablir un malade dont tous ses amis désespéraient, et à qui il a fallu cinq mois de persévérance dans le traitement, pour être entièrement rétabli.

Septième Observation.

Mademoiselle Alexandrine S***. fille unique de M. le comte de S***, contracta, dans le cours de l'année 1825, des rhumes fréquens, accompagnés de toux vive et de maux de poitrine extraordinaires. Cette jeune personne, alors âgée de dix-neuf ans, n'avait jamais été parfaitement réglée; elle était d'une constitution délicate. La rougeur du visage, quelques crachemens de sang, et l'état du pouls, déterminèrent l'emploi des saignées générales et locales, qui furent un peu trop multipliées; elles ne firent qu'augmenter le mal, en affaiblissant la malade; la maigreur faisant chaque jour des progrès effrayans, les sueurs étaient abondantes, l'exercice le plus modéré augmentait la fièvre. Ayant consulté un médecin qui passait pour habile dans la cure de cette espèce de maladie, celui-ci annonça sans aucun ménagement aux parens de la malade, qu'elle était attaquée d'une phthisie pulmonaire incurable. Ce fut dans les premiers jours du mois de mai 1830, que je fus appelé pour donner des soins à cette jeune personne, qui était bien convaincue, ainsi qus ses parens, qu'elle était sans ressource. Je calmai, autant qu'il me fut possible, l'inquiétude de toute la famille. Je la mis à l'usage du sirop végéto-phthisiatrique et de la tisane de lichen d'Islande, avec addition, dans chaque tasse, d'une cuillerée de sirop, et lui prescrivis en même temps un régime convenable. Au mois d'août suivant, elle était dans un état si satisfaisant, qu'elle put entreprendre un voyage à la campagne; elle continua de se conformer exactement au régime et au traitement que je lui avais prescrits; dans ce moment elle est à Paris, où elle jouit d'une bonne santé, ainsi qu'un enfant qu'elle a eu depuis son mariage.

Huitième Observation.

La fille de madame M***, couturière, rue Saint-Denis, âgée de sept ans, était tombée dans un amaigrissement universel, elle avait une petite toux, une fièvre lente, accompagnée de diarrhée et de vertige ; un médecin distingué qui en avait eu soin, n'avait rien négligé de ce que l'art indique. Tout était infructueux, et le mal augmentait chaque jour; elle était réduite à l'état le plus affreux, lorsqu'on m'appela. Cinq semaines de traitement selon notre méthode, suffirent pour faire apercevoir un mieux sensible; et, en moins de quatre mois, elle fut entièrement rétablie, et elle a tellement pris en affection notre chocolat, qu'elle continue toujours d'en prendre à son déjeûner avec le même empressement.

Nous possédons deux cas de guérison remarquable, les personnes qui font le sujet de ces observations, avaient été déclarées atteintes de pulmonie au troisième dégré, par une consultation de médecins capables, qui avaient décidé qu'il fallait les envoyer aux eaux, moyen ordinaire de s'en débarrasser.

L'un est M. Edmon B., docteur-médecin, jeune homme épuisé par les plaisirs, fils d'une personne qui a joué un grand rôle dans les évènemens politiques, et l'autre est une jeune dame, veuve d'un ancien officier de gendarmerie, éprouvée par des chagrins violens, des changemens soudains de fortune. Tous deux sont depuis plus d'un an, soumis à notre traitement, ils ont repris de la force, de l'embonpoint, et il ne leur reste qu'une grande susceptibilité des poumons, que l'on calme toujours par quelques cuillerées de notre sirop.

Le 21 janvier 1831, on présenta à notre consultation, une jeune demoiselle, fille de M. Bérane, propriétaire à Montmartre; cette jeune personne était réduite à un état de faiblesse et de maigreur extrême, elle avait à diverses époques de sa vie vomi du sang en assez grande quantité, les digestions ne se fesaient que mal, les selles étaient liquides et glaireuses, les sueurs abondantes pendant la nuit, etc., etc. Une toux d'une espèce toute caractéristique la fatiguait beaucoup, tels étaient les symptômes que présentait cette jeune personne, que son état grave empêchait de contracter un mariage de convenance. Nous lui conseillâmes de venir demeurer près de nous, et de quitter les lieux élevés où elle demeurait; nous l'avons soumise dès le début, à notre traitement, sans négliger aucun des moyens prophylactiques que l'hygiène recommande, sa santé est revenue de jour en jour, et tous les huit jours, dès le commencement, un mieux sensible se manifestait; elle est depuis six mois mère d'un enfant qui jouit d'une bonne constitution, la santé de la mère n'a pas été altérée, même pendant sa grossesse et ses couches.

Nous arrêtons ici le nombre de nos citations qu'il nous serait impossible même d'énumérer; les succès seuls qu'il a obtenus ont valu à ce Traitement la réputation dont il jouit. Les Médecins capable de le juger et d'en constater les succès étonnans, l'ont eux-mêmes préconisé, et il n'est pas de jours que nous ne recevions des lettres de reconnaissance de personnes auxquelles nous avons conservé un parent ou un ami. Heureux de faire quelque chose pour nos semblables et de les soulager dans leurs maux.

CONSEILS

AUX PERSONNES ATTEINTES D'IRRITATION DE POITRINE.

Il faut bien se persuader aussi que les rhumes négligés sont la cause la plus fréquente et la plus commune de la pulmonie : en effet, pour vérifier notre assertion, il suffit d'entrer dans un hôpital où l'on soigne un grand nombre de maladies de poitrine. A l'hôpital de la Charité de Paris, par exemple, si vous interrogez ces infortunés prêts à succomber à la consomption pulmonaire, et si vous leur demandez comment a commencé leur maladie, tous ou presque tous vous répondront qu'ils ont commencé par être enrhumés; mais que leur toux était si peu de chose, qu'ils n'y ont pas fait attention, persuadés qu'ils étaient certains qu'elle passerait toute seule. Vain espoir!..... Et ce n'est que quelque temps plus tard, voyant qu'au lieu de guérir elle augmentait au contraire d'intensité, qu'ils ont cherché à avoir recours à un médecin dont les lumières et le savoir n'ont pu arrêter leur rhume : voilà comment s'exprime la majeure partie des malheureux qui succombent à la consomption pulmonaire. Il est donc du plus grand intérêt de ne négliger ni un rhume, ni une toux quelconque, si l'on ne veut pas s'exposer à devenir poitrinaire; et bien que notre traitement guérisse le plus souvent la pulmonie, on conçoit très-bien qu'il vaut infiniment mieux la prévenir que d'attendre qu'elle se déclare, et c'est sous ce rapport qu'il est de la plus haute importance de ne jamais négliger la plus légère irritation de poitrine, et de faire usage de suite du *Trésor de la Poitrine*, et du chocolat stomachique végéto-pectoral.

PROPRIÉTÉS SPÉCIALES DU TRÉSOR DE LA POITRINE, ET SON ACTION SUR LA VOIX.

Ce sirop, d'après les propriétés calmantes,

adoucissantes, toniques, expectorantes, etc., que nous lui avons assignées, exerce aussi une influence très-prononcée sur les organes de la voix. Aux propriétés ci-dessus énoncées, il joint encore celle de tenir dans un état continuel de lubréfaction les organes de la gorge. Il en résulte que les cordes vocales ainsi lubréfiées sont plus souples et plus élastiques, et que les vibrations que leur fait éprouver l'air, en passant à travers le larynx, peuvent, par cela même, être plus nombreuses, plus fortes et plus étendues ; le timbre de la voix en est plus agréable, et la voix elle-même, plus claire, plus douce et plus harmonieuse. Que de dames qui, à la suite d'un enrouement ou d'un rhume négligé, avaient entièrement perdu leur voix, et ne l'ont recouvrée plus belle et plus harmonieuse qu'en faisant usage de notre sirop.

Il importe donc aux avocats, professeurs, artistes dramatiques, chantres, chanteurs, enfin à toutes les personnes qui désirent conserver leur voix, et qui sont obligées de chanter, parler, déclamer, professer en public, ou jouer d'un instrument à vent, de prendre, un instant avant que de se rendre sur les lieux où les appelle leur profession, deux ou trois cuillerées de sirop. Par ce moyen ils rendront leur voix plus forte et plus sonore; ils pourront prolonger plus longtemps, et sans être incommodés, les efforts de voix qu'ils sont obligés de soutenir, et préviendront les accidens auxquels, comme nous le savons déjà, les exercices violens de la voix peuvent donner naissance.

BIBLIOTHÈQUE ROYALE

Nota. Nous avons déposé chez les pharmaciens, ci-indiqués, la formule de notre Sirop-Phthisiatrique, leur enjoignant de ne point le délivrer sans une ordonnance signée de nous ou de nos confrères.

De l'Imprimerie de J.-S. CORDIER fils, rue Thévenot, n°. 8.

CONSULTATIONS.

Le Docteur donne ses Consultations, rue Bleue, n°. 19, à sa maison de santé, dont une partie est réservée pour les malades soumis à son traitement. Il traite par correspondance; indiquer, 1°. l'âge, 2°. le sexe, 3°. la profession, 4°. la constitution, 5°. les traitemens suivis et les symptômes que le malade éprouve.

DÉPARTEMENS.	VILLES	DÉPOSITAIRES.
Loire-Infér.	Nantes	Vidie, q. Brancas.
Lot	Figeac	Delclaux.
Lot-et-Garonne	Agen	Pons.
	Nérac	Monssau.
Manche	Coutances	Devaux.
	Saint-Lô	Doray.
	Ducey	Juin.
	Cherbourg	Godefroy.
Marne (Haute)	Langres	Baudot.
	Chaumont	Regnard.
Maine-et-Loire.	Saumur	Touchet.
Meurthe	Château-Salins.	Rousselot.
	Lunéville	Delcominet.
	Nancy	Suard.
	Toul	Toussaint, rue du Change.
Meuse	Bar-le-Duc	Picquot — Richard
	Metz	Adam.
Moselle.	Briey	Guippon,
Nièvre	Nevers	Bompunt.
Nord	Douai	Beaulieu.
	Maubeuge	Maillard.
	Hazebrouck	Vandamme.
Orne	Mortagne	Jules Laurent.
Pas-de-Calais.	Saint-Omer	Damart, Litte-rue, n. 9.
	Arras	Lemaire de Fontaine
Puy-de-Dôme.	Riom	Barse.
Pyrénées (Bas.)	Bayonne	Chalanzon, drog., rue Mayon.
	Orthez	Maignes.
Pyrénées (Haut)	Tarbes	Bourriot.
Pyrénées-Orien	Perpignan	Fadié.
Rhin (Haut)	Mulhouse	Claude, rue des Tanneurs.
Rhône	Lyon	Vernet, place des Terreaux.
Saône (Haute).	Vesoul	Richelet,
Saône-et-Loire.	Mâcon	Martin.
	Châlons	Suchet.
Sarthe	Le Mans	Blin.
Seine-et-Marne	Meaux,	Lugan, rue Saint-Denis.

DÉPARTEMENS.	VILLES.	DÉPOSITAIRES.
Seine-Infér....	Rouen.........	Beauclair, b. Cauchoise, n. 6 b.
	Hâvre..........	Lemaire.
Sèvres (Deux.).	Niort...........	Frogé.
Somme.	Abbeville,.....	BrunetetDelacroix.
	Péronne.......	Louvet.
Tarn..........	Castres.........	Parayre, successeur d'Audouart.
Var...........	Toulon........	Méric, r. Royale, 73
Vaucluse......	Avignon......	Gauron, fils aîné.
Vendée........	Sables-d'Olonn.	Bossuet.
	Luçon..........	Brunet-Gourin.
Vienne........	Poitiers........	Turrault.
	Châtellerault...	Scuilly-Marteau.
	Montmorillon..	Depouges.
Vosges........	Mirecourt......	Pommiers.
	Neufchâteau....	Lefévre.
Yonne.........	St-Florentin...	Smétana.
Étranger......	Bruxelles	Descordes Gauthier c. de la r. Régence.
	Amsterdam...	Massignac, dans le Kalvestrat, n. 16.
	Liége	La Fontaine.
	La Haye......	Teyras.
	Namur.......	Mouret, pharm.
	Londres......	Barbe, n°. 60, quadrant-regent-street.

Sirop Phthisiatrique *surnommé Trésor de la Poitrine, prix : 5 fr. la bouteille, avec l'instruction.*

Chocolat Stomachique Végéto-Pectoral, *prix : 3 fr. le paquet cacheté.*

Se trouvent chez PERCILLÉE, pharmacien, rue du Faubourg Montmartre, n°. 13, à Paris.

On ne paiera qu'en recevant l'envoi par les Messageries royales.

On peut s'adresser à l'Auteur, Docteur-Médecin, à sa maison de santé, rue Bleue, n°. 19, Faubourg Montmartre.

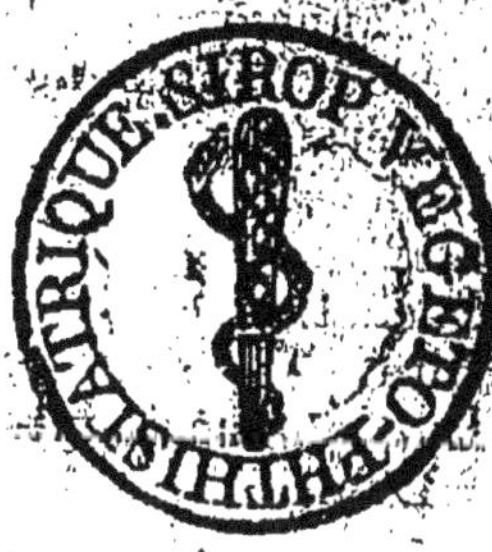

N. B. *Pour éviter l'erreur qui pourrait résulter d'une contrefaçon, on recommande de faire attention au cachet en cire qui scelle la bouteille du Trésor de la Poitrine, et dont l'empreinte est parfaitement semblable au timbre ci-joint. Ce cachet se trouve également sur le Chocolat Végéto-Pectoral, que nous faisons préparer sous nos yeux.*

www.ingramcontent.com/pod-product-compliance
Ingram Content Group UK Ltd.
Pitfield, Milton Keynes, MK11 3LW, UK
UKHW031955260826
14628UKWH00005B/2075

9 782019 653729